BEI GRIN MACHT SICH IHR WISSEN BEZAHLT

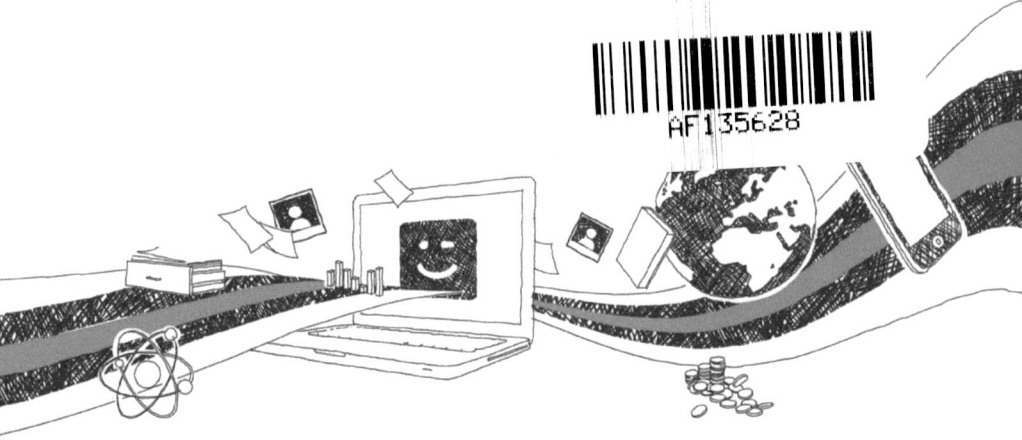

- Wir veröffentlichen Ihre Hausarbeit,
  Bachelor- und Masterarbeit

- Ihr eigenes eBook und Buch -
  weltweit in allen wichtigen Shops

- Verdienen Sie an jedem Verkauf

Jetzt bei www.GRIN.com hochladen
und kostenlos publizieren

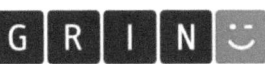

Pflegebedürftigkeit in Deutschland. Einfluss von Konfrontation und Involviertheit auf Vorsorgeverhalten und Risikoabsicherung

Robin Scharfenberg

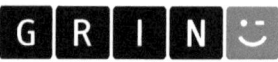

Bibliografische Information der Deutschen Nationalbibliothek:

Die Deutsche Nationalbibliothek verzeichnet diese Publikation in der Deutschen Nationalbibliografie; detaillierte bibliografische Daten sind im Internet über http://dnb.d-nb.de abrufbar.

ISBN: 9783346656537
Dieses Buch ist auch als E-Book erhältlich.

Druck und Bindung: Books on Demand GmbH, Norderstedt Germany
Gedruckt auf säurefreiem Papier aus verantwortungsvollen Quellen

Das vorliegende Werk wurde sorgfältig erarbeitet. Dennoch übernehmen Autoren und Verlag für die Richtigkeit von Angaben, Hinweisen, Links und Ratschlägen sowie eventuelle Druckfehler keine Haftung.

Das Buch bei GRIN: https://www.grin.com/document/1214624

Akkon Hochschule für Humanwissenschaften Berlin
Studiengang: Pädagogik im Gesundheitswesen
Modul 5: Empirische Sozialforschung II
Semester: WS 2017/2018

Pflegebedürftigkeit in Deutschland

-

Einfluss von Konfrontiertheit und Involviertheit auf
Vorsorgeverhalten und Risikoabsicherung

Robin Scharfenber

Inhaltsverzeichnis

Inhaltsverzeichnis I

Abbildungsverzeichnis II

1 Einführung 1

2 Pflegebedürftigkeit 2

    2.1   Definition 2

    2.2   Anzahl pflegebedürftiger Personen 2

    2.3   Langzeitprävalenz der Pflegebedürftigkeit 3

3 Ausgewählte Studien 4

    3.1 Gesundheitsmonitor 4

    3.2 Feld- und Methodenbericht 4

4 Ergebnisse der Studien 6

    4.1 Pflegeerfahrung nach Altersgruppen 6

    4.2 Berufliche Tätigkeit und Pflegeerfahrung 6

    4.3 Pflegeerfahrung und Familienstand 7

    4.4 Informiertheit über das Thema „Pflege" 7

    4.5 Einstellung zur familialen Pflege 8

    4.6 Unterstützung im Alltag 9

    4.7 Vorsorgeverhalten 10

    4.8   Bereitschaft zusätzlicher Absicherung 11

5 Fazit 13

Literaturverzeichnis V

Abbildungsverzeichnis

Abbildung 1 wurde aus urheberrechtlichen Gründen von der Redaktion entfernt.

Abbildung 1: Entwicklung der Anzahl pflegebedürftiger Personen in Deutschland 3

Abbildung 2: Pflegeerfahrung nach Altersgruppen 6

Abbildung 3: Zusammenhang von Pflegeerfahrung und Familienstand...................................7

Abbildung 4: Grad der Informiertheit über das Thema „Pflege" 2012 8

Abbildung 5: eigene Darstellung, Grad der Informiertheit über das Thema „Pflege" 2004 8

Abbildung 6: Einstellung zur familialen Pflege 9

Abbildung 7: Unterstützung im Alltag - Vergleich der Jahre 2004 und 2012 10

Abbildung 8: Bereitschaft zusätzlicher finanzieller Absicherung bei Pflegebedürftigkeit........11

Abbildung 9: Zu versichernde Leistungen 12

1 Einführung

Im Zuge der demografischen Entwicklung, der Zunahme von Multimorbidität sowie des Anstiegs an gerontopsychiatrischen Erkrankungen ist davon auszugehen, dass die Zahl der Pflegebedürftigen ansteigen wird.

Die Bertelsmann Stiftung hat im Rahmen des Projekts „Gesundheitsmonitor" diese Thematik aufgegriffen und über folgende Aspekte repräsentative Bevölkerungsumfragen durchgeführt:

- Verändert sich der Informiertheitsgrad rund um das Thema „Pflege" in der deutschen Bevölkerung?
- Inwieweit beeinflussen Pflegeerfahrungen die Haltungen und Meinungen zur familialen Pflege?
- Wie wird die Qualität der eigenen Vorsorge für den Fall einer Pflegebedürftigkeit eingeschätzt?
- Mit welchen Aspekten der Vorsorge setzen sich Frauen und Männer unterschiedlicher Altersgruppen auseinander?
- Wie entwickelt sich die Bereitschaft zur privaten Vorsorge im Hinblick auf das Risiko Pflegebedürftigkeit?

(Kuhlmey, Suhr, Blüher & Dräger, 2013, S. 15).

Im Rahmen des Referats wird über die Fragestellung „Inwieweit führt die zunehmende Konfrontation mit dem Risiko Pflegebedürftigkeit zu einem veränderten Vorsorgeverhalten und zu einer veränderten Risikoabsicherung bei künftig alt werdenden Generationen?" die Thematik „Pflegebedürftigkeit in Deutschland" bearbeitet.

2 Pflegebedürftigkeit

2.1 Definition

Pflegebedürftigkeit wird in Deutschland – mit Verabschiedung des zweiten Pflegestärkungsgesetzes - seit dem 1. Januar 2017 gemäß § 14 Abs. 1 SGB XI wie folgt definiert: „Pflegebedürftig […] sind Personen, die gesundheitlich bedingte Beeinträchtigungen der Selbstständigkeit oder der Fähigkeiten aufweisen und deshalb der Hilfe durch andere bedürfen." Pflegebedürftig ist, wer „körperliche, kognitive, psychische oder gesundheitliche Belastungen nicht selbstständig kompensieren oder bewältigen" kann. Darüber hinaus muss die Pflegebedürftigkeit „auf Dauer, voraussichtlich für mindestens sechs Monate […] bestehen."

Mit diesem neuen Pflegebedürftigkeitsbegriff verschwindet die unterschiedliche Behandlung von körperlich bedingten Beeinträchtigungen auf der einen und geistig beziehungsweise psychisch bedingten Beeinträchtigungen auf der anderen Seite. Bislang bezog sich Pflegebedürftigkeit vor allem auf körperlich bedingte Beeinträchtigungen, nun werden geistige und psychisch bedingte Beeinträchtigungen ebenso berücksichtigt. (BMG, 2017). Eine international gültige Definition von Pflegebedürftigkeit gibt es nicht, aber es besteht Konsens dahingehend, dass in jedem Falle eine Abhängigkeit von personeller Hilfe besteht (Dorin & Büscher, 2012, zit. n. Blüher, Schnitzer & Kuhlmey, 2017, S. 3). Weiterhin wird Pflegebedürftigkeit von Blüher et al. (2017, S. 4) als ein „Zustand höchster sozialer, psychischer und körperlicher Vulnerabilität" beschrieben. Dieser gehen in der Regel langjährige Krankheitsprozesse voraus oder wird durch ein akutes Ereignis – wie beispielsweise das Auftreten eines Schlaganfalls – ausgelöst.

Maßgeblich für die Beeinträchtigungen sind pflegefachlich begründete Kriterien in folgenden Bereichen:

- Mobilität,
- kognitive und kommunikative Fähigkeiten,
- Verhaltensweisen und psychische Problemlagen,
- Selbstversorgung (unter anderem Körperpflege, An- und Auskleiden, Hauswirtschaft),
- Bewältigung von und selbständiger Umgang mit krankheits- und therapiebedingten Anforderungen und Belastungen,
- Gestaltung des Alltagslebens und sozialer Kontakte.

(BMG, 2017).

2.2 Anzahl pflegebedürftiger Personen

Die demografische Entwicklung der Bevölkerung in Deutschland zeigt, dass die Zahl älterer Menschen und ihr Bevölkerungsanteil zunimmt. Dieser Alterungsprozess lässt die Anzahl von pflegebedürftigen Menschen immer mehr anwachsen. Zwischen 1999 und 2015 ist diese bereits von 2,0 auf 2,9 Millionen angestiegen. Bis zum Jahr 2060 könnte die Zahl der Pflegebedürftigen bis auf 4,8 Millionen steigen, sofern die „alters- und geschlechtsspezifischen Pflegequoten" unverändert bleiben und sich die Bevölkerung entsprechend der Bevölkerungsvorausberechnung entwickelt. Rund sieben Prozent der Gesamtbevölkerung in Deutschland wären dann pflegebedürftig; ein doppelt so hoher Anteil wie heute. (Bundesinstitut für Bevölkerungsforschung, 2017a).

Diese Abbildung wurde aus urheberrechtlichen Gründen von der Redaktion entfernt.

Abbildung 1: Entwicklung der Anzahl pflegebedürftiger Personen in Deutschland (Bundesinstitut für Bevölkerungsforschung, 2017a)

2.3 Langzeitprävalenz der Pflegebedürftigkeit

Die Langzeitprävalenz zeigt an, wie groß das Risiko ist, im Laufe des Lebens pflegebedürftig zu werden: 74 % der Frauen und 56 % der Männer waren im Jahr 2013 vor ihrem Versterben pflegebedürftig. Nach Rothgang, Müller, Mundhenk & Unger (2014, S. 138) werden demzufolge mehr als jeder zweite Mann und nahezu drei Viertel der Frauen im Lebensverlauf pflegebedürftig.

3 Ausgewählte Studien

Im Rahmen des Referates wurden für die Bearbeitung des Thema „Pflegebedürftigkeit in Deutschland" folgende Studien ausgewählt:

Studie I: „Das Risiko der Pflegebedürftigkeit: Pflegeerfahrungen und Vorsorgeverhalten bei Frauen und Männern zwischen dem 18. und 79. Lebensjahr". Diese Studie ist Bestandteil des Gesundheitsmonitors aus dem Jahr 2013, ausgewertet von Kuhlmey, Suhr, Blüher & Dräger.

Studie II: „Professionelle Pflege – Anforderungen, Inanspruchnahme und zukünftige Entwicklung". Diese Studie stammt aus dem „Gesundheitsmonitor 2005", ausgewertet von Müller.

Die Auswahl dieser beiden Studien begründet sich darauf, dass spezifische Fragen in beiden Erhebungen konstant gehalten wurden, so dass Zeitvergleiche im Rahmen der Ergebnisse und der Auswertung möglich sind.

3.1 Gesundheitsmonitor

Der Gesundheitsmonitor ist seit 2001 ein Projekt der Bertelsmann Stiftung und enthält Informationen über den Status quo und Defizite in der deutschen Gesundheitsversorgung aus der Perspektive von Versicherten und Patienten. Die Grundlage sind repräsentative Befragungen der deutschen Bevölkerung. (Bertelsmann Stiftung, o.J.a).

Mit folgenden zentralen Fragestellungen beschäftigt sich der Gesundheitsmonitor:

- Wie informieren Bürger sich und welches Wissen haben sie zu zentralen Gesundheitsthemen?
- Wie erleben die Patienten die Versorgung im Alltag?
- Wie bewerten die Menschen die großen Reformen und wo sehen sie Fehlentwicklungen?
- Wie soll ein gerechtes Gesundheitswesen der Zukunft aus Sicht der Bürger aussehen?

Die Bertelsmann Stiftung hat das Projekt „Gesundheitsmonitor" im Jahr 2015 beendet. Insgesamt wurden über 75.000 Versicherte und 2.500 Ärzte zu mehr als 180 gesundheitspolitisch relevanten Themen befragt. (Bertelsmann Stiftung, o.J.b).

3.2 Feld- und Methodenbericht

Die folgenden Feld- und Methodenberichte beziehen sich jeweils auf die vollständige Bevölkerungsumfrage, zum einer der „Erhebungswelle 21" im Jahr 2012, zum anderen der „Erhebungswelle 7" im Jahr 2004.

Im Jahr 2004 wurde TNS Healthcare durch die Bertelsmann Stiftung beauftragt im Rahmen der „Erhebungswelle 7" eine postalisch-schriftliche Befragung durchzuführen. Der Fragebogen umfasste 26 DIN-A-4-Seiten mit 130 themenspezifischen Fragen. 19 Fragen befassten sich mit dem für das Referat relevanten Thema „Pflege und Pflegebedürftigkeit". Insgesamt wurden 2201 Adressen angeschrieben. Die Ausschöpfung nach qualitätsbereinigenden Prüfungen betrug 65,2 Prozent, dies entspricht 1436 Personen mit vollständigen Fragebögen. Die Altersspanne der befragten Personen lag zwischen 18 und 79 Jahren. Die Erhebung wurde im Oktober 2004 durchgeführt. (Potthoff & Güther, 2005).

Im Jahr 2012 wurde die repräsentative Bevölkerungsumfrage durch die GfK Healthcare in Nürnberg durchgeführt. Dieser Fragebogen umfasste 29 DIN-A-4 Seiten mit insgesamt 129 Fragen, wobei sich 12 Fragen mit dem für das Thema des Referates „Pflege und Pflegebedürftigkeit" befassten. Es wurden insgesamt 2300 Personen angeschrieben, wobei 1795 nach qualitätsbereinigenden Prüfungen mit vollständigem Fragebogen geantwortet haben. Dies entspricht einer Ausschöpfung von 78,0 Prozent. Die Feldzeit verlief vom 19.11.2012 bis zum 10.12.2012. Befragt wurden deutschsprachige Personen im Alter von 18 bis 79 Jahren mit einem Durchschnittsalter von 51 Jahren, darunter 895 Frauen und 900 Männer. (Paulsen, 2013).

Die Daten wurden in beiden Studien deskriptiv ausgewertet, die Variablen und deren Ausprägung mit Labels versehen, in einem SPSS-Datensatz zusammengefasst und der Bertelsmann Stiftung zur Verfügung gestellt (Potthoff & Güther, 2005; Paulsen, 2013).

4 Ergebnisse der Studien

Nachfolgend werden die Ergebnisse aus der repräsentativen Bevölkerungsumfrage im Jahr 2012 vorgestellt. Zeitvergleiche zu der Befragung im Jahr 2004 sind im Rahmen der Ergebnisse und der Auswertung möglich.

4.1 Pflegeerfahrung nach Altersgruppen

Weit mehr als die Hälfte der befragten Personen gaben im Rahmen der Bevölkerungsumfrage 2012 an, bereits mit dem Thema „Pflege und Pflegebedürftigkeit" in Kontakt gekommen zu sein. Jeder fünfte hat zu einem früheren Zeitpunkt bereits ein Familienmitglied versorgt oder pflegt derzeit einen Angehörigen oder eine nahestehenden Person. Von diesen insgesamt 363 Befragten mit Pflegeerfahrung waren 211 Frauen, d.h. dass die Angehörigenpflege in Deutschland ein weibliches Gesicht hat: 24 Prozent der Frauen und 17 Prozent der Männer sind oder waren Pflegende. Die Zahl derer ohne Pflegeerfahrung verteilt sich jedoch gleich auf den weiblichen und männlichen Teil. Wie in Abbildung 2 deutlich wird, sind am stärksten die 50- bis 64-Jährigen in die Pflege involviert, gefolgt von den 65- bis 79-Jährigen. (Kuhlmey et al., 2013, S. 16-17).

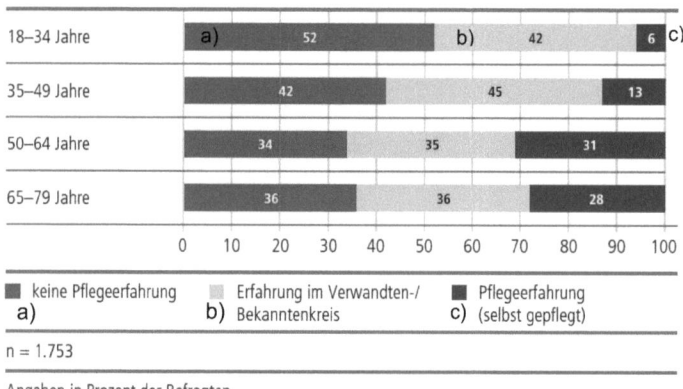

n = 1.753

Angaben in Prozent der Befragten

Abbildung 2: Pflegeerfahrung nach Altersgruppen (Kuhlmey et al., 2013, S. 17)

4.2 Berufliche Tätigkeit und Pflegeerfahrung

Ergänzend zu der Abbildung 2 folgende Erkenntnis: Von den Personen, die früher eine berufliche Tätigkeit im Gesundheitswesen ausgeübt haben oder diese derzeit noch ausüben, pflegt oder hat ein signifikant hoher Anteil selbst ein Familienmitglied gepflegt. 32 Prozent der ehemaligen und 26 Prozent der aktuell im Gesundheitssektor Arbeitenden sind oder waren somit auch pflegende Angehörige. (Kuhlmey et al., 2013, S. 18).

4.3 Pflegeerfahrung und Familienstand

Betrachtet man den Zusammenhang zwischen Familienstand und der Erfahrung selbst gepflegt zu haben, so wird deutlich, dass in der Gruppe der Ledigen und Geschiedenen der größte Teil bisher keine private Pflegeaufgabe übernommen hat. So haben 46 Prozent der Ledigen und 43 Prozent der Geschiedenen keine Pflegeerfahrung, während 12 Prozent der Ledigen und 17 Prozent der Geschiedenen mit dem Thema bereits konfrontiert waren. Eine umgekehrte Darstellung bei den Verheirateten und den Verwitweten: 23 bzw. 52 Prozent gaben an, selbst zu pflegen bzw. selbst gepflegt zu haben. Die nachfolgende Abbildung 3 zeigt deutlich, dass die Mehrzahl der ehemals oder aktuell pflegenden Angehörigen verheiratet ist. (Kuhlmey et al., 2013, S. 18 f.).

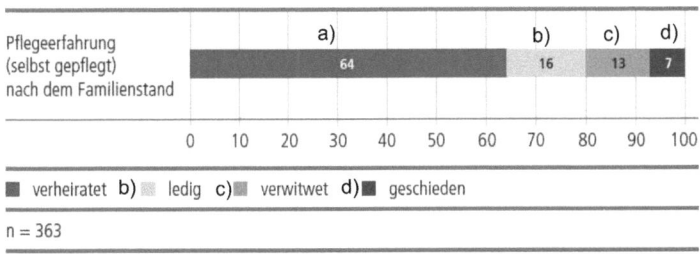

Abbildung 3: Zusammenhang von Pflegeerfahrung und Familienstand (Kuhlmey et al., 2013, S. 18)

4.4 Informiertheit über das Thema „Pflege"

Der Grad der Informiertheit wurde über die Frage „Wie gut fühlen Sie sich zum Thema Pflege ganz allgemein informiert?" erhoben. In Abbildung 4 wird deutlich, dass sich dieser im Jahr 2012 in zwei nahezu gleiche große Gruppen unterteilen lässt: 27 Prozent der Befragten fühlen sich „sehr gut" und „gut" und 25 Prozent der Befragten fühlen sich „schlecht" und „sehr schlecht" über das Thema Pflege informiert. Betrachtet man darüber hinaus den Zusammenhang zwischen dem Informationsstand und selbst erbrachter Pflegeleistung wird sichtbar, dass sich in der Gruppe der pflegenden Angehörigen 50 Prozent, jedoch lediglich 15 Prozent derer ohne Pflegeerfahrung „gut" oder „sehr gut" informiert fühlen. Bezugnehmend auf die repräsentative Bevölkerungsumfrage des Gesundheitsmonitors 2004 wird deutlich, dass der Informiertheitsgrad zugenommen hat.

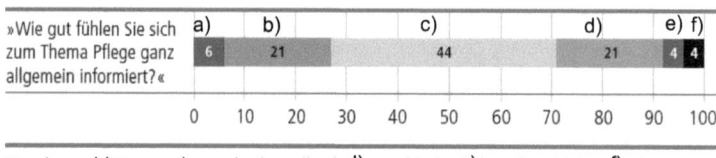

»Wie gut fühlen Sie sich zum Thema Pflege ganz allgemein informiert?«

a) ■ sehr gut b) ■ gut c) ▒ zufriedenstellend d) ■ schlecht e) ■ sehr schlecht f) ■ gar nicht

n = 1.783

Angaben in Prozent der Befragten

Abbildung 4: Grad der Informiertheit über das Thema „Pflege" 2012 (Kuhlmey et al., 2013, S. 20)

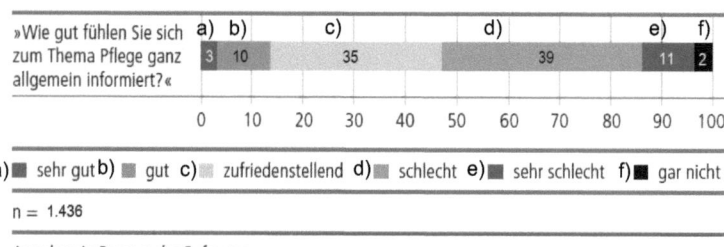

»Wie gut fühlen Sie sich zum Thema Pflege ganz allgemein informiert?«

a) ■ sehr gut b) ■ gut c) ▒ zufriedenstellend d) ■ schlecht e) ■ sehr schlecht f) ■ gar nicht

n = 1.436

Angaben in Prozent der Befragten

Abbildung 5: eigene Darstellung, Grad der Informiertheit über das Thema „Pflege" 2004 (Müller, 2004, S. 91)

4.5 Einstellung zur familialen Pflege

Die Einstellung zur familialen Pflege wurde durch die Frage „Inwieweit stimmen Sie folgenden Aussagen zur Unterstützung bei Pflegebedürftigkeit zu?" erfragt und ausgewertet. Die entsprechenden Aussagen sind in Abbildung 6 ersichtlich. Die Daten beschreiben eine hohe Zustimmung der Position „Familienangehörige sollten ein Beitrag leisten" sowie eine hohe Ablehnung zur Aussage „Die Pflege durch die Familie passt nicht mehr in unsere Zeit und ist Aufgabe professioneller Pflegeanbieter".

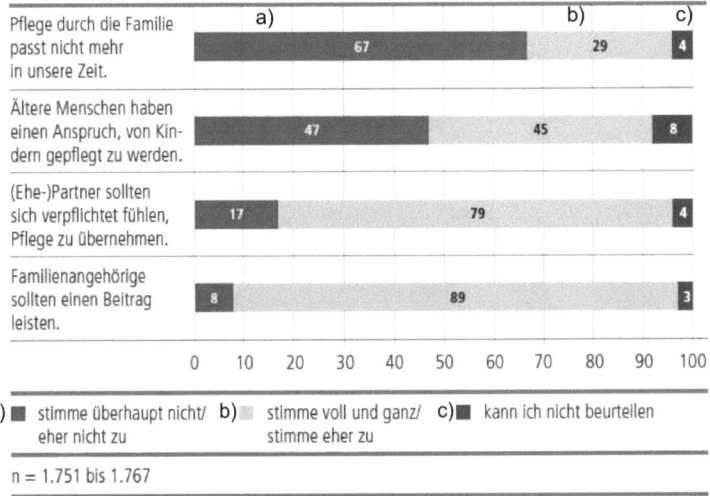

	a)	b)	c)
Pflege durch die Familie passt nicht mehr in unsere Zeit.	67	29	4
Ältere Menschen haben einen Anspruch, von Kindern gepflegt zu werden.	47	45	8
(Ehe-)Partner sollten sich verpflichtet fühlen, Pflege zu übernehmen.	17	79	4
Familienangehörige sollten einen Beitrag leisten.	8	89	3

0   10   20   30   40   50   60   70   80   90   100

a) ■ stimme überhaupt nicht/ eher nicht zu   b) ▩ stimme voll und ganz/ stimme eher zu   c) ■ kann ich nicht beurteilen

n = 1.751 bis 1.767

Angaben in Prozent der Befragten

Abbildung 6: Einstellung zur familialen Pflege (Kuhlmey et al., 2013, S. 23)

4.6 Unterstützung im Alltag

Die Frage „Von wem erwarten Sie im Alter hauptsächlich Unterstützung?" wurde im Jahr 2004 und 2012 konstant gehalten, sodass hierbei wiederum ein Zeitvergleich möglich ist. Anknüpfend an die Einstellungen zur familialen Pflege erwarten die Befragten der Bevölkerungsumfrage im Jahr 2012 vorwiegend von der Familie und den Verwandten Hilfe und Unterstützung im Alter. Diese Erwartung ist im Vergleich zur Befragung von 2004 relativ konstant geblieben. Weiterhin wird in Abbildung 7 deutlich, dass sich fast die Hälfte der Befragten die Hilfestellung eines Pflegedienstes erhoffen. Dies zeigt im Vergleich zu 2004 eine höhere Akzeptanz professioneller Pflegedienste. Nachbarn, Freunde und Bekannte als Ressource für eine Unterstützung im Alter zeigt eine abfallende Tendenz. Im Rahmen der Befragung 2004 sahen noch 19 Prozent darin ein Potenzial, acht Jahre später sind es nur noch 5 Prozent. (Kuhlmey et al., 2013, S. 23 f.).

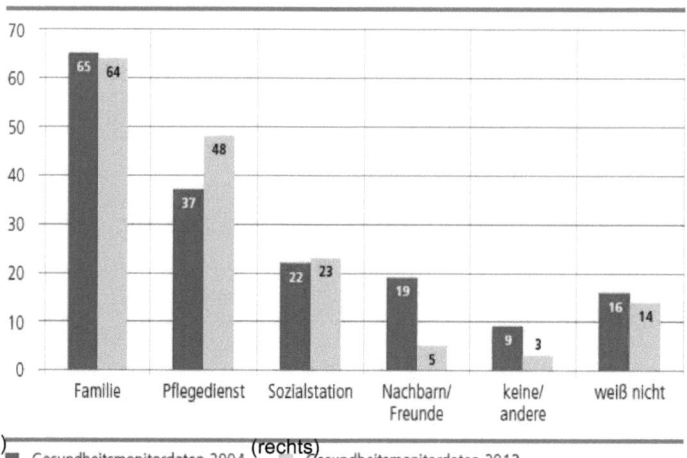

Abbildung 7: Unterstützung im Alltag - Vergleich der Jahre 2004 und 2012 (Kuhlmey et al., 2013, S. 24)

4.7 Vorsorgeverhalten

Die Frage „Sind sie der Meinung, dass sie für eine qualitativ gute Versorgung im Fall von Pflegebedürftigkeit ausreichend vorgesorgt haben?" beschreiben 42 Prozent mit „eher schlecht" und „sehr schlecht", 32 Prozent mit „eher gut" und „sehr gut" und 26 Prozent konnten sich zu dieser Frage nicht positionieren. Bezogen auf die soziale Schicht der Befragten wird dieses pessimistische Bild der eigenen Vorsorgesituation am stärksten in der Unterschicht deutlich. Darüber hinaus bewerten Berufstägige aus dem Gesundheitswesen die eigene Vorsorge als ausreichend, im Gegensatz zu den befragten Personen, die nicht im Gesundheitswesen tätig sind. (Kuhlmey et al., 2013, S. 26 f.).

Im Rahmen der sich anschließenden Frage „Wollen sie Maßnahmen dazu in nächster Zeit durchführen?" wurde diejenigen angesprochen, die zuvor nicht angeben haben, „gut" oder „sehr gut" abgesichert zu sein. Mit 46 Prozent zeigte sich die Hälfte bei dieser Frage noch unentschieden. Mit 38 Prozent gaben rund ein Drittel an auch zukünftig keine Vorsorgemaßnahmen zu ergreifen. Lediglich 17 Prozent sind bereit, in nächster Zeit Maßnahmen durchzuführen. Ein Zusammenhang zwischen der Vorsorgeabsicht und dem Vorhandensein von Pflegeerfahrung wird insofern deutlich, dass deutlich mehr Befragte mit Pflegeerfahrung Vorsorgemaßnahmen ergreifen im Vergleich zu Befragten ohne Pflegeerfahrung. Der Zusammenhang zwischen Familienstand und Vorsorge für die eigene

10

Pflegebedürftigkeit beschreibt, dass 52 Prozent der Geschiedenen, 47 Prozent der Ledigen, 39 Prozent der Verheirateten und 28 Prozent der Verwitweten die eigene Vorsorge als „schlecht" und „sehr schlecht" angeben. (Kuhlmey et al., 2013, S. 26 ff.).

4.8 Bereitschaft zusätzlicher Absicherung

Hinsichtlich der zunehmenden Informiertheit zum Thema „Pflegebedürftigkeit und der Auseinandersetzung mit finanziellen Risiken des hohen Alters wurde die Frage danach gestellt, ob eine Bereitschaft vorliegt, einen zusätzlichen Beitrag pro Monat zu bezahlen, um im Fall von Pflegebedürftigkeit eine qualitativ gute Versorgung finanziell vollständig abgesichert zu haben. Unabhängig von der Höhe des zusätzlichen Beitrages stimmen mit 58 Prozent mehr als die Hälfte der Befragten einem solchen Beitrag zu. Knapp ein Drittel der Befragten lehnen diesen Beitrag grundsätzlich ab.

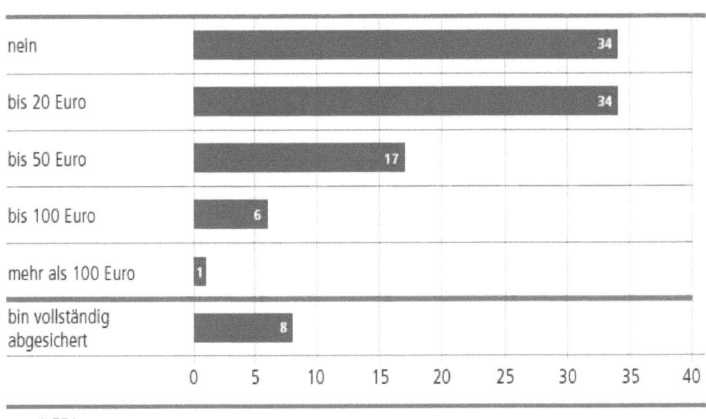

n = 1.731

Angaben in Prozent der Befragten

Abbildung 8: Bereitschaft zusätzlicher finanzieller Absicherung bei Pflegebedürftigkeit (Kuhlmey et al., 2013, S. 30)

Im Rahmen der letzten Frage zum Thema „Pflege und Pflegebedürftigkeit", bestand das Interesse darin, welche Leistungen die Befragten für Ihre Versorgung bei Pflegebedürftigkeit vorrangig versichern würden. Dabei zeigt sich, dass der stärkste Beweggrund für die private Absicherung der Wunsch nach dem Verbleib in der eigenen Häuslichkeit ist. 41 Prozent der Befragten geben an, Leistungen für die Versorgung des Haushaltes zu versichern, bspw. für die Unterstützung beim Einkaufen, beim Kochen, beim Waschen und bei der Wohnungsversorgung. Darüber hinaus geben ein Viertel der Befragten an, Leistungen absichern zu wollen, die eine umfassende Betreuung, bspw. eine Rund-um-die-Uhr-Betreuung, ermöglichen.

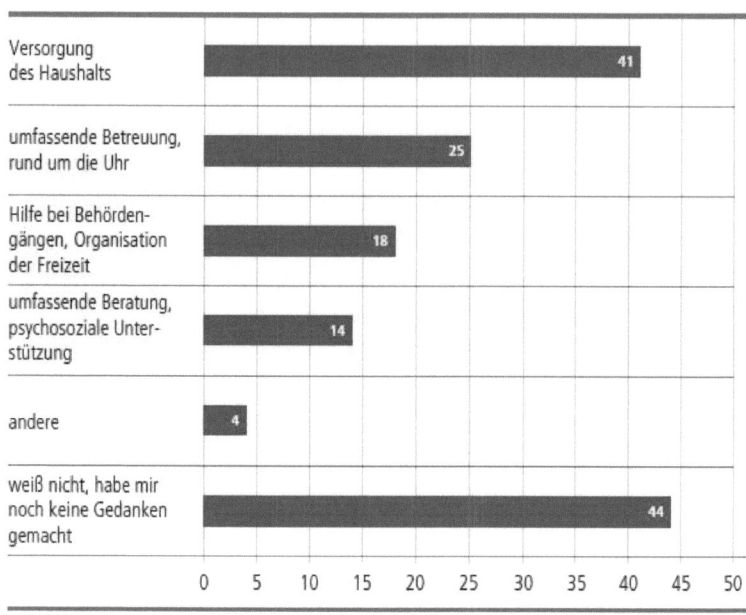

Versorgung des Haushalts									41		
umfassende Betreuung, rund um die Uhr					25						
Hilfe bei Behörden-gängen, Organisation der Freizeit			18								
umfassende Beratung, psychosoziale Unter-stützung		14									
andere	4										
weiß nicht, habe mir noch keine Gedanken gemacht									44		
	0	5	10	15	20	25	30	35	40	45	50

n = 2.535

Angaben in Prozent (Mehrfachangaben möglich)

Abbildung 9: Zu versichernde Leistungen (Kuhlmey et al., 2013, S. 32)

5 Fazit

Ein sehr hoher Anteil der Befragten ist bereits mit dem Thema „Pflegebedürftigkeit" in Berührung gekommen. Jeder Fünfte hat bereits selber gepflegt oder tut dies aktuell. Unter den pflegenden Angehörigen ist ein signifikant hoher Anteil von Personen mit einer Tätigkeit im Gesundheitswesen. Der Grad an Informiertheit hat innerhalb von acht Jahren deutlich zugenommen, denn der Anteil derjenigen, die sich „sehr gut", „gut" und „zufriedenstellend" über die Pflege informiert fühlen, stieg von 48 auf 71 Prozent an. Die dargelegte zunehmende Bedeutung der Partnerpflege beweist, dass Frauen und Männer gemeinsam alt werden wollen. Partnerschaft bleibt bis in das hohe Alter ein zentrales Thema im Leben von Frauen und Männern. Von den 60- bis 69-Jährugen lebten 2011 noch 67 Prozent der Frauen und 76 Prozent der Männer in einer Ehe, bei Frauen und Männern zwischen 70 und 79 Jahren waren es 52 bzw. 77 Prozent (DZA, 2013, S.4). Bei der Übernahme von Pflegeleistungen haben die familiale Pflege sowie die Pflegedienste eine starke Position. Die positive Grundhaltung zur familialen Pflege bekräftigt den hohen Stellenwert der Pflege durch die Familie und bestätigt die Tatsache, dass gemäß des Bundesinstituts für Bevölkerungsforschung (2017b), im Jahr 2015 nahezu 73 Prozent der rund 2,9 Millionen pflegebedürftigen Personen in Deutschland zu Hause betreut wurden, mehrheitlich allein durch Angehörige.

Bezüglich der Vorsorgesituation zeigt sich ein insgesamt pessimistisches Bild. Die Bereitschaft zusätzliche Beiträge zur eigenen Vorsorge zu leisten ist prinzipiell vorhanden. Betrachtet man jedoch die Höhe des zusätzlichen Beitrages verschärft sich das beschriebene Bild der Vorsorgesituation: die große Mehrheit der Befragten möchte gar keinen oder nur einen geringen zusätzlichen Beitrag leisten.

Insgesamt lässt sich also festhalten, dass die zunehmende Involviertheit und Konfrontiertheit sowie bessere Informiertheit zwar zu einer zunehmenden Auseinandersetzung mit der Vorsorge für das hohe Alte führt, jedoch nicht zu einer weit verbreiteten Bereitschaft zur Absicherung des Risikos Pflegbedürftigkeit.

Literaturverzeichnis

Bertelsmann Stiftung (o.J.a). Gesundheitsmonitor 2016. Abgerufen am 20.01.2018 von http://www.bertelsmann-stiftung.de/de/publikationen/publikation/did/gesundheitsmonitor-2016

Bertelsmann Stiftung (o.J.b). Über den Monitor. Abgerufen am 20.01.2018 von http://gesundheitsmonitor.de/ueber-uns/ueber-den-monitor

Bundesinstitut für Bevölkerungsforschung (2017a). Zahlen und Fakten. Anzahl der Pflegebedürftigen steigt vor allem bei den Hochbetagten. Abgerufen am 21.01.2018 von http://www.demografie-portal.de/SharedDocs/Informieren/DE/ZahlenFakten/Pflegebeduerftige_Anzahl.html

Bundesinstitut für Bevölkerungsforschung (2017b). Zahlen und Fakten. Pflegebedürftige werden meistens zu Hause versorgt. Abgerufen am 21.01.2018 von http://www.demografie-portal.de/SharedDocs/Informieren/DE/ZahlenFakten/Pflegebeduerftige_Versorgung.html

BMG - Bundesministerium für Gesundheit (2017). Pflegebedürftigkeit. Abgerufen am 18.02.2018 von https://www.bundesgesundheitsministerium.de/themen/pflege/online-ratgeber-pflege/pflegebeduerftigkeit.html

Blüher, S., Schnitzer, S. & Kuhlmey, A. (2017). Der Zustand Pflegebedürftigkeit und seine Einflussfaktoren im hohen Lebensalter. In: Jacobs, K., Kuhlmey, A., Groß, S., Klauber, J. & Schwinger, A. (Hrsg.). Pflege-Report 2017. Schwerpunkt: Die Versorgung von Pflegebedürftigen (S. 3-12). Stuttgart: Schattauer.

DZA - Deutsches Zentrum für Altersfragen (2012). report altersdaten. Heft 3/2013. Abgerufen am 11.02.2018 von https://www.dza.de/fileadmin/dza/pdf/GeroStat_Report_Altersdaten_Heft_3_2013_PW.pdf

Kuhlmey, A., Suhr, R., Blüher, S. & Dräger, D. (2013). Das Risiko der Pflegebedürftigkeit: Pflegeerfahrungen und Vorsorgeverhalten bei Frauen und Männern zwischen dem 18. und 79. Lebensjahr. In: Böcken, J., Braun, B. & Repschläger, U. (Hrsg.). Gesundheits-monitor 2013. Bürgerorientierung im Gesundheitswesen. Kooperationsprojekt der Bertelsmann Stiftung und der BARMER GEK (S. 11-38). Gütersloh: Bertelsmann Stiftung.

Müller, M.-L. (2005). Professionelle Pflege – Anforderungen, Inanspruchnahme und zukünftige Entwicklung. In: Böcken, J., Braun, B., Schnee, M. & Amhof, R. (Hrsg.) Gesundheitsmonitor 2005. Die ambulante Versorgung aus Sicht von Bevölkerung und Ärzteschaft (S. 81-98). Gütersloh: Bertelsmann Stiftung.

Paulsen, H. (2013). Gesundheitsmonitor Feld- und Methodenbericht. Abgerufen am 20.01.2018 von http://gesundheitsmonitor.de/uploads/tx_itao_download/Bericht_Feld_Method_Frabo_Welle_21_final.pdf

Potthoff, P. & Güther, B. (2005). Gesundheitsmonitor Feld- und Methodenbericht – Welle 7 -.
Zugänglich über E-Mail von Jan.Boecken@bertelsmann-stiftung.de am 23.01.2018

Rothgang, H., Müller, R., Mundhenk, R. & Unger, R. (2014). BARMER GEK Pflegereport 2014.
Abgerufen am 21.01.2018 von https://www.barmer.de/blob/36234/
dfe5deb7053c4e8bf4417922dfb90275/data/pdf-pflegereport-2014.pdf

BEI GRIN MACHT SICH IHR WISSEN BEZAHLT

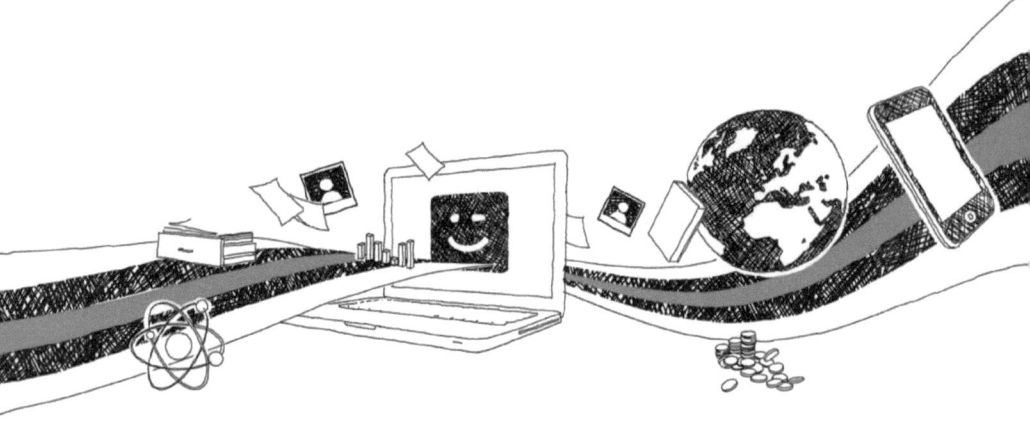

- Wir veröffentlichen Ihre Hausarbeit, Bachelor- und Masterarbeit

- Ihr eigenes eBook und Buch - weltweit in allen wichtigen Shops

- Verdienen Sie an jedem Verkauf

Jetzt bei www.GRIN.com hochladen und kostenlos publizieren

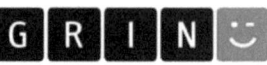